DES RAPPORTS DE L'ART

DE

L'OPTICIEN

AVEC

L'OPHTHALMOLOGIE;

PAR

Henry PHILIPPE,

Opticien de la Faculté de médecine de Montpellier, etc.

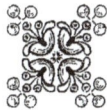

MONTPELLIER.

Imprimerie de Boehm et C⁰, boulevard Jeu-de-Paume.

1843.

Te $\frac{69}{70}$

DES RAPPORTS DE L'ART

DE

L'OPTICIEN

AVEC

L'OPHTHALMOLOGIE;

PAR

Henry PHILIPPE,

Opticien de la Faculté de médecine de Montpellier, etc.

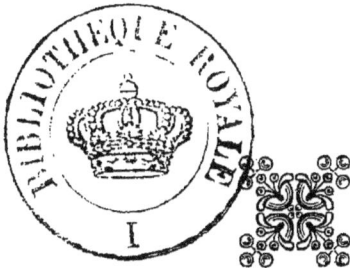

MONTPELLIER.

Imprimerie de Boehm et Ce, boulevard Jeu-de-Paume.

1843.

DES RAPPORTS DE L'ART

DE

L'OPTICIEN

AVEC

L'OPHTHALMOLOGIE.

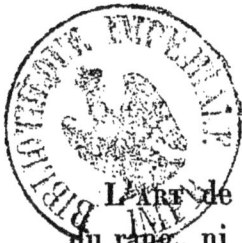

L'art de l'opticien ne jouit pas dans le monde du rang, ni de la considération dont il est digne. A en croire les personnes peu instruites, il se bornerait à la connaissance de quelques principes de physique ou d'optique, à la fabrication des instrumens réclamés par cette science, et des diverses lunettes. Peu s'en faudrait, d'après cela, que l'opticien ne fût rangé parmi les manouvriers, dont la routine et les exercices manuels sont l'unique domaine, et qu'on ne lui refusât toute valeur intellectuelle, tout droit à l'honneur des arts libéraux. Rien n'est cependant moins exact, moins juste, que cette appréciation trop généralement répandue dans le public. Selon nous, au contraire, *le véritable opticien est un homme exercé, qui connaît, non-seulement les différentes lois de la* DIOPTRIQUE *et de la* CATOPTRIQUE, *les instrumens propres à les démontrer; mais encore les divers actes de la* VISION, *les nombreuses anomalies et lésions pathologiques dont cette importante fonction est trop souvent l'objet, et les moyens spéciaux d'y remédier en beaucouup de cas.*

· Il nous semble entendre déjà les médecins nous reprocher de confondre l'*ophthalmologie* avec l'art de l'opticien; et pourtant, nous sommes loin de tomber dans une semblable erreur. Nous sentons très-bien que la science de toutes les maladies du globe oculaire n'est pas de notre ressort, que leur traitement est le plus souvent en dehors de notre sphère; mais nous ne saurions reconnaître l'absence de tout rapprochement entre ces deux parties si voisines des connaissances de la vision. Sans doute, le traitement médical ou chirurgical de la cataracte, de la fistule lacrymale, de l'iritis et des diverses inflammations de l'œil, nous est en général étranger; mais il n'en est pas de même pour la myopie, la presbitie, la diplopie, l'héméralopie, l'amaurose, et la plupart des maladies *dynamiques* de l'organe visuel.

Il nous sera facile de prouver, dans le courant de ce travail, qu'un bon nombre de maladies de l'œil sont améliorées ou même guéries complétement

par les ressources dont l'opticien est spécialement
en possession. Ne faut-il pas reconnaître les lésions
fonctionnelles de l'appareil oculaire? Ne faut-il
pas en constater les nombreuses variétés, afin
d'y appliquer des moyens convenables? Mais dans
l'*oculistique*, comme en toute la pathologie, il ne
suffit pas seulement de reconnaître une maladie
quand elle existe, il est nécessaire encore de savoir
apprécier le cas où elle n'existe pas; distinguer les
diverses altérations de l'œil et de la vision, afin
de juger les circonstances où la *prothèse optique*
est indiquée, et celles où les ressources, soit médicales, soit opératoires, sont nécessaires. On se
persuade trop facilement dans le monde, que les
arts et les sciences ont pour domaine les seuls
objets dont on les voit s'occuper ordinairement.
De ce fâcheux préjugé sont nées en partie les nombreuses *spécialités médicales*, dans lesquelles sont
obligés parfois de s'engager les praticiens d'ailleurs
très-instruits sur les différentes branches de l'art de
guérir.

Mais ces *spécialistes* n'en sont pas moins forcés
de posséder une foule de notions en apparence
étrangères à leurs occupations habituelles. Ainsi,
l'opticien a besoin, non-seulement de savoir constater l'existence et les divers degrés de la myopie,
de la presbytie, de la diplopie, de l'héméralopie,
de la nyctalopie, de l'amaurose; mais encore leurs
causes organiques, et les distinguer de la cataracte

commençante, du glaucôme, de l'hydrophthalmie, de
l'iritis, du leucôma, du staphylôme au début, enfin
des lésions multipliées de la fonction visuelle.

Sans ces connaissances, vous appliquerez des
moyens de prothèse aux cas qui ne les réclament
pas, et vous augmenterez le mal; bien plus, vous
déterminerez une maladie différente et plus grave,
comme nous l'avons observé maintes fois. Avec
ces notions indispensables, vous reconnaîtrez les
altérations commençantes, légères, et vous y remé-
dierez le plus souvent avec promptitude. Plusieurs
remarques nous ont préoccupé en étudiant cette
vaste matière : en beaucoup de cas, au moins, où
les fonctions seules de l'œil sont suspendues, di-
minuées et paraissent abolies, et contre lesquelles
la médecine est trop fréquemment impuissante, nous
avons pensé que la cause du mal se trouvait dans
la direction vicieuse des rayons lumineux. Ainsi,
plusieurs faits de glaucôme et d'amaurose ont cédé
à l'application des verres diversement combinés.
Il nous paraît donc nécessaire, pour distinguer les
cas où ces instrumens prothétiques sont applicables,
de ceux où il serait inutile ou même nuisible, de
tracer un exposé rapide des caractères des maladies
du globe oculaire.

Et d'abord, il s'agit de savoir comment il convient d'examiner cet organe pour en apprécier ses
divers états normaux ou pathologiques. L'exposi-
tion de l'œil à la lumière ne saurait être un objet

indifférent à l'observateur : le jour ne doit pas être
trop vif ; car, en bien des cas, les malades ont une
sensibilité très-grande, ce qui rend son examen pé-
nible ou impossible, autrement que dans une demi-
obscurité. Le jour doit venir d'une seule lumière,
afin de ne pas avoir des reflets fatigans ou des illu-
sions d'optique, par la multiplicité des faisceaux
lumineux. Enfin, si le plus souvent la lumière
solaire suffit, en d'autres cas il est nécessaire d'avoir
recours à des miroirs réflecteurs, des prismes, des
lentilles, qui condensent les rayons lumineux : tel
est le cas des amaurotiques. Afin de constater les
différens degrés de sensibilité de la rétine dans l'amaurose incomplète, on projette un faisceau de lumière
rassemblée par un miroir exposé au soleil ; cette
expérience permet de s'assurer de la contraction ou
de l'immobilité de la pupille, et par suite de l'état
de la rétine.

L'observateur se place vis-à-vis le malade et
tourne le dos à l'ouverture de la chambre par laquelle
le jour pénètre ; il examine l'aspect des yeux, leur
fixité ou leur mobilité continue, leur direction vers
la lumière ou d'une manière indifférente vers les
points obscurs ou éclairés. Il constate la simultanéité
d'action de l'appareil visuel ou le défaut de concordance des globes oculaires, la forme et la saillie
de ces organes, l'applatissement ou la convexité de
la cornée. L'opticien s'informera de la cause orga-
nique de ces changemens divers ; il cherchera si la

saillie de l'œil provient d'une courbure augmentée de la cornée elle-même, des humeurs de l'œil, de la contraction des muscles intra-orbitaires, de l'accroissement du coussinet graisseux dont le fond des orbites est tapissé, ou de quelques tumeurs pathologiques.

L'état de la pupille occupera ensuite l'observateur. Cette ouverture est tantôt resserrée, tantôt dilatée : ces deux modes de la pupille peuvent dépendre de l'extrême sensibilité congéniale ou morbide de la rétine, de sorte que la diminution des rayons lumineux est alors l'indication fondamentale, ou des adhérences pathologiques contractées par l'iris ; ou bien, enfin, d'un affaiblissement de l'organe sentant, ce qu'exprime ordinairement l'élargissement de l'ouverture pupillaire. Il ne faut pas croire que cette ouverture soit également disposée des deux côtés ; plusieurs personnes nous ont présenté une inégalité remarquable sous ce rapport, et nous avons été conduit d'après cela, non-seulement à leur annoncer d'avance les lésions pour lesquelles elles venaient nous consulter ; mais encore à leur faire comprendre la raison des altérations de leur vue, dont ils ne pouvaient se rendre compte.

La couleur du fond de l'œil mérite de fixer ensuite l'attention de l'opticien. Est-il noir foncé ou verdâtre comme dans le glaucôme ; rougeâtre comme dans les congestions violentes et les amauroses congestives. Il est important de distinguer les

effets des rayons lumineux dans les chambres oculaires, car les images qui y sont peintes, revêtent
des caractères particuliers et susceptibles de faire
reconnaître une amaurose d'une cataracte noire ou
commençante. Tel est aussi le moyen physique dont
le professeur Sanson s'est servi pour arriver à ce
diagnostic. On attribue généralement à Sanson la
découverte des trois lumières peintes dans le milieu
de l'œil, et propres à montrer la transparence et
l'intégrité de l'appareil cristallinien. Cependant,
M. Purkinje, en Allemagne, en avait déjà parlé,
quatre ans avant le professeur de Paris, dans sa
thèse soutenue dans une des universités de l'Allemagne. Nous aurons lieu, du reste, à revenir sur
un point aussi important du diagnostic de plusieurs
maladies dynamiques de l'œil.

Ainsi examiné à la faveur des connaissances des
lois de l'optique, l'appareil de la vision fournira à
l'observateur la connaissance de son état normal, ou
des différentes maladies dont il peut être atteint.
Ces altérations sont ou des lésions physiques et
traumatiques, parmi lesquelles on rencontre les
vices de naissance, les blessures diverses ; d'autres
sont appelées organiques, la cataracte, les oph-
thalmies, les taches, l'hypopyon, le glaucôme,
le staphylôme, enfin toutes les altérations profondes et lentes des tissus oculaires ; la troisième
classe a rapport aux lésions purement dynamiques,
où les fonctions des différens milieux de l'œil, ou

de la vision en entier, ont subi des changemens, des perturbations nullement dépendantes d'une dégradation anatomique ni sensible.

Cette dernière classe est digne de toute l'étude de l'opticien; elle lui offre un champ fertile en applications prothétiques, champ où il peut modifier l'action vicieuse des rayons lumineux, qui est la cause fréquente des maladies de l'œil. Mais il faut reconnaître ces maladies, en constater l'existence ou l'absence, les distinguer d'autres plus ou moins analogues; telles sont les raisons qui nous portent à donner ici un aperçu de ces lésions morbides et de leur diagnostic. Et d'abord, il n'est pas d'affection plus fâcheuse dans ses conséquences, plus multiple dans ses formes, plus rebelle aux moyens de la médecine et de la chirurgie, que l'*amaurose*. Affaiblissement à divers degrés de la vision, cette maladie se présente tantôt à un seul œil (*amaurose monocle*), tantôt aux deux yeux (*amaurose binocle*), selon le docteur Furnari. (*Traité prat.*, *malad. des yeux*, pag. 200.)

L'amaurose s'annonce par une répugnance considérable contre la lumière qui paraît rouge, éclatante, et constitue la *photopsie;* en certain cas, la couleur des corps n'est pas celle qu'ils ont réellement pour le commun des hommes; ainsi le rouge paraît bleu ou vert : tel fut le cas d'un officier anglais qui acheta un drap bleu, croyant prendre un drap rouge pour son uniforme. Cette forme mor-

bide a été appelée *chroupsie*. En d'autres circonstances, il s'agit d'un accroissement insolite de la
faculté visuelle, c'est l'*oxyopie*. L'amaurose se ma-
nifeste encore sous des apparences différentes ; telle
personne voit constamment voltiger des mouches,
des corpuscules, des toiles d'araignée, etc. (*myo-
depsie*) ; telle autre aperçoit toujours les objets
doubles (*diplopie*) ; celle-ci fuit la lumière, et celle-
là en recherche avidement tous les rayons.

Mais, en général, ces diverses formes sont simplement l'annonce, le début de l'amaurose plus
forte ou même complète. Ainsi, un négociant vint
nous consulter, au mois de mars 1842, pour obtenir de nous des lunettes, pensant n'avoir qu'un
simple affaiblissement myopique de la vision. A
l'inspection de ses yeux, à la sensation qu'il ac-
cusait de mouches ou de corpuscules voltigeant
dans l'atmosphère, à la dilatation pupillaire, nous
l'avertîmes de la véritable maladie qui le menaçait,
et au lieu de lunettes qu'il nous demandait, nous
l'adressâmes à un des habiles professeurs de cette
École, M. Serre, qui confirma notre diagnostic,
et le guérit d'une amaurose commençante, à la faveur d'un traitement médical prolongé.

Lorsque l'amaurose est avancée, on remarque
une faiblesse considérable dans les mouvemens de
l'iris, une sorte d'applatissement et de ramollis-
sement de l'œil, une sensibilité peu vive pour la
lumière. En même temps, les objets se peignent

dans les milieux oculaires comme chez l'individu le plus sain, preuve que les chambres de l'œil sont intactes, et que la lésion affecte la partie sentante, ou la rétine le plus souvent. Aussi l'observateur aperçoit trois points lumineux, dont l'antérieur est direct et représente la forme de la flamme ou de la bougie que tient l'opticien; le second offre le même aspect, mais en sens inverse, et dépend de la réflexion des rayons lumineux opérée par la capsule postérieure du cristallin, qui agit comme un miroir concave; enfin, le troisième point brillant est postérieur, quoique produit par la réflexion des rayons sur la capsule antérieure, en raison des propriétés des miroirs plans ou convexes.

L'amaurose, plus que toute autre maladie, et à cause de sa fréquence, a besoin d'être distinguée de la myopie, de la presbytie et de la mydriase. On commet, en effet, bien des erreurs à cet égard, et l'on applique des verres inutiles, dangereux ou inappropriés. Cette maladie s'en distingue cependant, en ce que le *myope* a, le plus souvent, les yeux saillans, convexes, une vue courte et bientôt corrigée par des lunettes biconcaves. Le *presbyte*, au contraire, offre un aplatissement à divers degrés de la partie antérieure de l'œil, par une vue à distance, et promptement améliorée par un jeu de verres biconvexes. Nous avons remarqué, en certains cas, que l'amaurose tenait au mode vicieux selon lequel la lumière pénétrait jusqu'à la

rétine ; il nous a semblé reconnaître une altération
de l'humeur aqueuse et vitrée, enfin une défor-
mation du cristallin, de sorte que les rayons solaires
se trouvaient diversement réfractés et réfléchis,
éparpillés dans l'œil, et par suite dispersés ou confus. Nous avons fait cette remarque, surtout chez
M. Gauthier, marchand de bois, de Lunel, qui
vint nous consulter au mois de décembre 1838, pour
l'affaiblissement amaurotique de la vue, contre
lequel déjà plusieurs moyens médicaux avaient
échoué. Il nous fut aisé de reconnaître une maladie déjà grave de la vision, et nous ne rassu-
râmes pas peu le malade, en lui promettant une
amélioration prochaine, au moyen de l'usage des
verres. Grâce à un traitement de plusieurs semaines,
pendant lesquelles nous fîmes l'application de
verres diversement combinés, suivant les règles
auxquelles nous sommes parvenu après de nombreuses expériences, nous eûmes le bonheur de
rétablir la vue de M. Gauthier, sans aucun autre
remède. Les faits de ce genre nous ont convaincu
de l'existence de plusieurs amauroses provenant
de la distribution très-vicieuse et fort multiple des
rayons solaires, et, par suite, de la possibilité d'amé-
liorer, ou même de guérir ces sortes de cas, à la faveur de verres convenablement disposés.

Cette partie de notre travail est trop importante,
pour ne pas mériter plus d'explications de notre
part. On n'ignore pas, en effet, combien est fré-

quente l'amaurose commençante ; combien il existe
de personnes qui éprouvent un affaiblissement de
la vue accompagné de la sensation de mouches
volantes, de corpuscules voltigeans, de rayons trem-
blotans , etc. Les hommes de cabinet, de bureau,
les musiciens, les orfèvres, les micrographes, enfin
tous ceux dont la vue est sans cesse occupée sur des
objets minutieux, offrent très-souvent cette forme
d'amaurose. L'impuissance ordinaire de la médecine nous conduisit, il y a bien des années, à
tenter la guérison de cette redoutable maladie, par
la combinaison des verres suivant les lois de la
dioptrique.

On ne se figurerait pas le nombre infini d'essais
infructueux et dispendieux, par lesquels nous avons
passé pour arriver aux résultats que nous avons ob-
tenus. La recherche des foyers variés, des lunettes
achromatiques , des verres périscopiques, et une
foule d'autres combinaisons, nous ont occupé pendant plusieurs années ; et nous avons été assez heureux pour arriver enfin à un but très-désirable.
Nous avons, en effet, non-seulement conçu la possibilité de guérir les myopies commençantes par la
combinaison progressive des verres, mais nous en
avons eu plusieurs fois la preuve. Au fait rapporté
plus haut, il nous serait facile d'en joindre une foule
d'autres, ayant pour sujets des personnes connues
ou hautement placées ; nous nous contenterons de
citer ici celui de M. Luthard, chef de musique au

3ᵉ régiment du génie, qui nous fut adressé par
M. le docteur Volage, aide-major dans le même
régiment. Cet artiste distingué était atteint d'une
faiblesse telle de la vue, qu'il lui était presque impossible de lire la musique, et qu'il voyait toujours des corpuscules, des mouches volantes, des
zig-zags brillans. L'examen des yeux et la connaissance des sensations visuelles, me permirent bientôt
de reconnaître la nature du mal et les moyens d'y
remédier. Aussi, à la faveur de l'emploi de verres
convenables, diversement combinés, et progressivement modifiés dans leur foyer, je parvins à dissiper ce commencement d'amaurose, à rétablir la
vue d'une manière complète ; de sorte que, au bout
de trois semaines, M. Luthard eut la vision parfaite
sans avoir besoin de lunettes.

Nous avons jusqu'ici parlé seulement de personnes chez lesquelles l'amaurose était commençante ; il nous est arrivé de rencontrer des sujets
dont la *vue* était considérée comme *complétement
perdue* depuis plusieurs années, et où nous avons
obtenu des succès inespérés, à la faveur des verres
combinés. Qu'il nous suffise de citer à cet égard le
cas de M. Gastine, officier, employé au port d'Agde,
chez qui l'œil droit était sain, mais l'œil gauche se
trouvait absolument impropre à la vision depuis
plus de *dix années*. Au mois de mars 1842, ce malade vint nous consulter, et il ne fut pas médiocre-
ment surpris de nous entendre lui promettre l'amé-

lioration ou le rétablissement de la vue dans l'œil gauche, lui qui venait simplement nous demander des verres-conserves pour l'œil droit seulement ! Ses espérances ne furent pas cependant trompées ; car, au bout de trois semaines, M. Gastine avait recouvré la vue, qu'il conserve encore au moyen de lunettes convenables.

Ici, sans doute, il nous a fallu un traitement un peu plus prolongé que chez plusieurs autres malades, dont la vue était simplement affaiblie : tel était le cas d'une personne qui nous fut adressée dernièrement par M. le docteur Philippeau, de Carcassonne ; peu de temps a été nécessaire à ce malade pour obtenir le rétablissement complet de sa vue, déjà atteinte d'une amaurose commençante. Toutefois, ces faits sont dignes du plus haut intérêt, puisqu'ils démontrent la possibilité de dissiper une maladie si rebelle jusqu'ici à tous les moyens thérapeutiques. Ils sont de nature à modifier beaucoup la gravité du pronostic porté généralement sur l'*amaurose*, même commençante. En publiant donc de pareils succès, nous croyons rendre un véritable service à la science, si pauvre, jusqu'ici dans ses ressources, et aux nombreux malades dont le sort est si triste aux yeux de la médecine.

On nous demandera peut-être les règles qui nous dirigent dans l'emploi des verres combinés ; les foyers divers de ces instrumens de prothèse ; les cas qui en nécessitent l'usage ; les modifications obligées suivant les sujets ; enfin, l'exposé des moyens par nous trouvés pour arriver à de si beaux résultats. Notre intention est certainement de satisfaire à cette louable curiosité, et nous le ferons prochainement. Mais, outre que de pareilles connaissances sont chez nous bien plus le fruit de l'expérience et de la pratique que de la théorie, il nous faudrait développer de longues discussions sur les lois de l'optique, sur la composition première des verres divers, sur l'effet de la combinaison des foyers infinis, des changemens progressifs et variables des instrumens prothétiques ; enfin, une foule de questions, toutes importantes pour le médecin, il est vrai, mais pour lesquelles nous ne pourrions donner en ce moment que des notions incomplètes, et qui d'ailleurs deviendraient indifférentes et inutiles aux personnes qui liront notre opuscule.

Du reste, nous apprenons avec plaisir, par les journaux étrangers, qu'en Belgique un médecin distingué a obtenu des succès analogues à ceux que nous publions, et cela au mois de septembre 1840, tandis que les premiers malades guéris par nous datent de 1834. Voici d'ailleurs les propres paroles de M. le docteur Florent Cunier : «J'ai réussi dans ces derniers temps à guérir ou du moins à modifier par l'exercice au moyen de verres et en diminuant chaque jour le foyer, puis enfin à l'œil nu, plusieurs cas de myopie.»

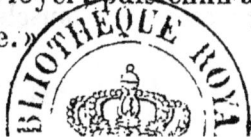

2

Une seconde lésion oculaire mérite maintenant notre attention, tant par sa fréquence que par les résultats fâcheux dont elle est la source : nous voulons parler de la *myopie*. Après avoir avancé que, dans cette maladie, les milieux de l'œil ne sont pas altérés, le docteur Bonnet s'exprime ainsi sur la cause de la myopie : « Cette cause peut être la compression par les muscles droits et obliques dont l'influence sur la forme de l'œil me paraît établie. Elle peut être aussi l'augmentation des humeurs de l'œil ; ces humeurs, en plus grande quantité que dans l'état normal, doivent exercer une tension sur les parois de l'œil, et allonger d'une manière permanente le diamètre antéro-postérieur. » (*Traité des sect. tendin.*; 1841, pag. 221.) Mais, dominé par l'idée favorite qu'il a, le premier, émise, le chirurgien en chef de l'Hôtel-Dieu de Lyon accorde à la contracture des muscles oculaires la plus grande part dans la formation de la myopie.

Cette thèse nous paraît plus ingénieuse que vraie, en certains cas ; peut-être, la contraction permanente des muscles oculaires produit une sorte de myopie, mais le plus souvent on ne peut admettre cette action. Les myopes ont l'œil très-mobile, très-libre, ce qui ne serait pas si les muscles se trouvaient constamment contractés ; car en cet état ils gêneraient beaucoup les mouvemens du globe oculaire. L'hérédité, si fréquente parmi les myopes, se rattache à une lésion des muscles de l'œil ou de sa portion sensitive. Quoi qu'il en soit, les moyens chirurgicaux n'ont aucune valeur contre cette maladie, et les verres convenablement disposés sont jusqu'à présent les meilleurs moyens pour rendre la vue exacte et régulière.

Ce que nous disons là se trouve parfaitement en rapport avec les idées de M. le docteur Guérin, qui, dans une note adressée à l'Académie des sciences, le 15 mars 1841, s'exprime en ces termes : « Il existe deux espèces de myopie, comme il existe deux espèces de strabisme : la *myopie mécanique* ou musculaire, et la *myopie optique* ou oculaire. La myopie mécanique résulte comme le strabisme de la même espèce, de la briéveté primitive ou de la rétraction active des muscles de l'œil..... Le cristallin ne change pas de forme pour s'adapter à la vue à différentes distances, ajoute l'auteur, mais il change seulement de rapports avec la rétine et la cornée transparente, dont il s'éloigne et se rapproche alternativement. »

Si la myopie mécanique cède à la section des muscles intra-orbitaires, la myopie optique dépendant de la manière dont les rayons parviennent à la rétine, et des modifications sensitives et individuelles de cette membrane, il est possible de rétablir la vision complète à la faveur de verres convenablement disposés.

La myopie, avons-nous dit, comme toutes les lésions oculaires, est fréquemment aggravée par l'usage de verres mal disposés ou non convenables à chaque cas morbide. Un homme de lettres des plus distingués nous en a offert une preuve trop probante, pour ne pas invoquer son autorité.

« Le soussigné se fait un devoir d'attester qu'il a eu besoin de recourir aux services et aux articles de commerce de M. Philippe, opticien, à Montpellier, et qu'il a été également satisfait de la rare intelligence avec laquelle M. Philippe juge des défauts de la vue et de l'excellence des instrumens qu'il fournit, soit pour la fortifier, soit pour la conserver.

» *Montpellier*, 27 *juin* 1838.

» *Signé* MATTER,

Membre correspondant de l'Institut, Ex-Inspecteur Général de l'Université. »

(Certificat légalisé.)

Le savant membre de l'Institut se trouvait atteint de myopie, beaucoup aggravée par l'emploi de verres inopportuns. Nous ne tardâmes pas à reconnaître la cause de cet affaiblissement visuel, et les lunettes convenables que nous lui offrîmes remédièrent à cette lésion.

L'influence de ces verres n'est pas d'une faible importance. Il ne suffit pas d'en prendre de biconcaves ; il ne suffit pas même d'agrandir actuellement la force visuelle, il faut encore appliquer

des verres dont le foyer ne soit pas trop étendu, dont la divergence ne soit pas telle, que la vue perde de sa puissance première par une trop grande action des moyens de prothèse. C'est ce que les gens du monde n'examinent pas assez. On ne comprend pas généralement combien il est difficile de rencontrer des verres, dont le foyer soit parfaitement applicable à chacun des cas variés de myopie. « L'application des lunettes, dit le docteur Furnari (Ouvrage cité, pag. 395), mérite une attention toute particulière. Leur usage imprudent ou mal dirigé peut occasioner un trouble et même un dérangement des facultés visuelles. Tous les jours on voit des individus qui achètent au hasard des verres, qui s'en servent, fatiguent leurs yeux, modifient leur vue, et se rendent quelquefois complétement aveugles. Il serait donc à désirer que ceux qui ont besoin de lunettes s'adressassent à des hommes suffisamment éclairés pour leur indiquer le verre qui convient à leur vue. Cela est facile dans une grande ville, tandis qu'en province on est à la merci des colporteurs qui cherchent à vendre avant tout, et qui ne se font pas scrupule de vendre des verres ayant une puissance exagérée et dont l'achat vous sourit, parce que vous voyez très-bien par eux, trop bien peut-être, et l'organe ne tarde pas à subir la conséquence de cette pratique imprudente.»
Nous sommes heureux de rencontrer dans l'ouvrage d'un médecin distingué, l'approbation des idées

que nous nous étions formées depuis long-temps.
La *presbytie* constitue une maladie opposée à celle
dont nous venons de parler ; elle consiste dans la vue
des objets à une grande distance, tandis que, rapprochés, ces objets paraissent confus et sans netteté.
Résultat ordinaire de l'âge avancé et des exercices
constans de la vue, la presbytie attaque surtout les
hommes de cabinet. C'est parmi les hommes adonnés
aux sciences, que nous l'avons le plus souvent
rencontrée, et entre toutes les personnes qui sont
venues pour nous consulter, nous rappellerons l'un
des professeurs les plus célèbres de l'École de Montpellier, auquel nous sommes heureux d'avoir pu
être de quelque utilité, comme il a bien voulu le
certifier.

« Je soussigné, chevalier de la Légion d'honneur,
professeur à la Faculté de médecine de Montpellier,
médecin de la Maison centrale de détention, dé-
clare m'être adressé à M. Philippe, opticien, pour
lui demander des moyens de prothèse contre la
presbyopie dont je suis atteint; avoir trouvé dans
son magasin tout ce qui peut s'accommoder aux
besoins optiques si variés de l'organe de la vision,
et dans sa personne une profonde connaissance
de la partie de la dioptrique qui se rapporte aux
modes divers, et à l'histoire des différens systèmes
de lunettes professés successivement jusqu'à ce
jour; de plus une extrême habileté à reconnaître
promptement et presque sans tâtonnement les besoins actuels des organes examinés. En conséquence,
j'ai donné ma confiance à M. Philippe, et j'en ferai

la déclaration aux personnes qui me demanderont mon avis sur ces sortes de matières.

» En foi de quoi, à Montpellier, le 14 juillet 1838.

» *Signé* LORDAT. »

(Certificat légalisé par M. le Maire et M. le Préfet.)

Chez l'habile professeur dont nous rapportons ici l'attestation, la lésion oculaire était l'effet des études de cabinet autant que de l'âge, comme on le remarque très-fréquemment. Nous avons aussi rencontré des sujets jeunes et atteints de presbytie; et ici l'influence des verres combinés suivant les règles que l'expérience nous a apprises, nous a permis souvent, non-seulement de renforcer la faculté visuelle, mais encore de dissiper toute lésion et de rétablir complétement les fonctions oculaires. Parmi les nombreux exemples dont nous pourrions nous appuyer, nous rappellerons celui de M. Courp, jeune pensionnaire du Collége royal de Montpellier, atteint d'un aplatissement subit de l'œil, qui le mit dans l'impossibilité de continuer ses études, car il ne pouvait plus distinguer les ouvrages classiques. Le professeur Delmas reconnut bien vite la maladie, et nous amena ce jeune homme pour lui appliquer des lunettes convenables. Son attente ne fut point trompée, et aussitôt le malade distingua bien mieux les objets, ce qui engagea M. Courp père à laisser encore son fils au Collége, d'où il voulait le retirer, le considérant comme désormais impropre à toute lecture. Ayant donné l'assurance qu'à la faveur de la combinaison de plusieurs foyers de verres, j'avais plusieurs fois réussi à ramener des yeux affectés de la même manière, le jeune Courp me fut confié, et au bout d'un mois de l'application successive de verres diversement combinés, j'eus le bonheur de rétablir complétement la vision, et de rendre le jeune Courp à ses études.

Le jeune Courp, disons-nous, nous fut amené par l'habile professeur Delmas : nous ne saurions trop exprimer ici notre reconnaissance à l'égard de ce célèbre professeur, qui a daigné maintes fois nous aider de ses conseils et de ses lumières, et nous témoigner une bienveillance dont nous voulons montrer un exemple dans le certificat qu'il a bien voulu nous délivrer.

« Je soussigné, chevalier de la Légion d'honneur, professeur à la Faculté de médecine de Montpellier, chirurgien en chef de l'Hôpital-Général et du Dépôt de police, certifie que nombre de fois j'ai pu apprécier d'une manière avantageuse les connaissances de M. Henry Philippe, comme opticien, lorsqu'il a fallu remédier à quelque vice de la vision.

» *Montpellier, le* 16 *juin* 1838.

» *Signé* DELMAS. »

(Certificat légalisé.)

Le jeune Courp avait tenté d'abord de faire usage de verres mal appropriés , et n'en avait retiré que des désavantages très-graves. Ce fâcheux résultat arrive bien plus souvent qu'on ne pense dans le monde; nous avons rappelé à cet égard l'opinion d'un habile oculiste-médecin , et nous pourrions l'appuyer de preuves nombreuses , parmi lesquelles nous citerons celle d'un négociant de Tours , qui se donna une presbytie très-prononcée par suite de l'usage de verres trop convexes. Heureusement cette personne vint à Montpellier , et ne pouvant plus supporter son infirmité , il s'adressa à nous. Il nous fut aisé de reconnaître la lésion oculaire et la cause de sa formation; aussi , la modification appropriée des verres , progressivement amenée au degré convenable , nous permit d'obtenir encore un nouveau succès , et ce négociant , au bout de quinze jours , n'eut plus besoin de lunettes.

A l'égard de la presbytie, comme pour l'amaurose et la myopie, nous avons rencontré des personnes atteintes de cette lésion visuelle depuis plusieurs années, sans que la médecine eût pu leur procurer le moindre soulagement , et où cependant notre expérience et nos moyens ont suffi pour les guérir. Tel fut le cas de M. Adolphe Ladille, employé à la Maison centrale de Montpellier , qui portait une cataracte commençante à l'œil droit avec sensibilité morbide de la rétine, et une presbytie telle de l'œil gauche, que depuis *dix ans* environ la vue était nulle de ce côté.

Nous employâmes d'abord des *louchettes*, puis des verres diversement combinés, enfin une série de moyens optiques, et nous parvînmes à rétablir la vision, au grand étonnement de M. Ladille, qui s'était habitué à ne plus compter sur l'œil gauche, et qui se voyait menacé de perdre la vue de l'œil opposé.

Nous invoquons souvent dans cet opuscule nos recherches multipliées et notre expérience; les succès qu'elles nous ont procurés, suffiraient sans doute aux personnes les moins crédules; toutefois, nous aimons à rappeler ici le témoignage de l'un des professeurs les plus célèbres de l'École de Montpellier.

« J'ai reconnu par de nombreuses observations, que M. Henry Philippe avait acquis, par des recherches assidues et consciencieuses, des connaissances profondes en dioptrique, en catoptrique, et qu'il est très-rare de rencontrer chez les opticiens ordinaires, chez ceux même qui jouissent de quelque réputation, comme fabricans d'instrumens délicats. Il a surtout étudié, avec une rare sagacité, les circonstances les plus favorables à la vision nette et distincte, en prenant pour point de départ le foyer visuel le plus utile.

» *Montpellier*, *le* 20 *juin* 1839.

» *Signé* LALLEMAND. »

(Certificat légalisé.)

Parmi les nombreuses modifications que nous avons fait subir aux verres et aux lunettes dans le but de remédier à la presbytie, nous en signalerons deux qui paraîtront aussi étranges qu'elles sont avantageuses. — Une dame de Béziers nous fut adressée, au mois de mars 1840, pour obtenir des verres convenables à l'état de sa vision qui était atteinte de presbyopie. Aucun opticien n'avait pu la satisfaire sous ce rapport, et elle s'était vue forcée de conserver les mêmes lunettes depuis *vingt-huit ans :* aussi, les verres en étaient presque entièrement dépolis, ce qui avait contribué à l'augmentation de la lésion oculaire.

Vainement nous offrîmes à cette dame des verres convexes de tous les foyers, aucun ne pouvait s'adapter à sa vue, et déjà elle se croyait pour jamais condamnée à l'usage de ses premières lunettes, quelque altérées qu'elles fussent, quand il nous vient à l'idée que l'opacité incomplète des verres était peut-être nécessaire à la vision chez cette personne. A peine, en effet, nous eûmes placé au-devant de ses yeux des verres convexes et dépolis au centre, que cette dame s'écria : *Oh ! que j'y vois bien !* Qui se serait cependant attendu à un semblable résultat? Nous crûmes d'abord pouvoir nous en rendre compte, en admettant une sensibilité très-vive de la partie centrale de la rétine, et le besoin de faire porter les rayons lumineux surtout autour de ce centre.

Quoi qu'il en soit de l'explication, il n'en reste pas moins que la dame dont il s'agit, recouvra non-seulement toute la force actuelle de sa vue au moyen des verres disposés par nous, mais qu'elle a acquis beaucoup plus de puissance visuelle par les soins que nous avons eus de diminuer progressivement l'opacité et la convexité des verres, de sorte que, en trois semaines, elle avait une vue très-forte, à la faveur des lunettes légèrement dépolies. Ce fait mérite toute l'attention de l'oculiste ; peut-être l'opacité incomplète des verres a-t-elle une plus grande influence sur les lésions visuelles, qu'on ne pourrait le penser au premier abord. Il nous semble pouvoir en retirer certains avantages chez les presbytes, les héméralopes, les nyctalopes, dans la photopsie et plusieurs autres lésions oculaires : l'expérience éclairera bientôt nos présomptions à cet égard.

Nous avons vu que la presbytie se montrait fréquemment chez les gens de bureau, de cabinet, etc.; nous avons cru reconnaître que l'une des causes principales qui favorisaient le développement de cette maladie, ou du moins son augmentation, était l'habitude de porter des lunettes ovales ou rondes. Lorsque l'homme adonné à la lecture, à l'écriture, lève les yeux de sur le livre ou le papier pour regarder les objets situés autour de lui et à une certaine distance, il passe rapidement et fréquemment d'une portée visuelle à une autre, et fatigue ainsi

continuellement et progressivement sa vue. En
outre, les lunettes dont le presbyte se sert, sont
adaptées à la faible distance des objets dont il s'oc-
cupe, de l'écriture, etc. Mais, lorsqu'il regarde autour de lui, ses lunettes ne sont plus appropriées
à cette nouvelle distance, et il est obligé de se
servir de verres inutiles et fatigans, alors que son
infirmité comporterait une absence de tout moyen
de prothèse.

Le presbyte, en effet, distingue les objets éloignés, de sorte que, pour ces derniers, ces lunettes
sont inutiles; mais elles finissent par devenir fati-
gantes, et entraînent lentement une lésion de la
vue, un aplatissement plus considérable de l'œil,
et l'augmentation de la presbytie. Ces circonstances
étant bien avérées, il nous a paru convenable de
construire des lunettes dont les verres ont seulement
les deux tiers de leur forme et de leur étendue
ordinaires. De cette façon, leur partie supérieure
manque, et lorsque le presbyte, occupé à des tra-
vaux de bureau ou de cabinet, lève les yeux pour
regarder les objets éloignés, il use simplement de
sa vue naturelle sans l'intermédiaire d'aucun verre.
Les verres de cette forme ont une double concavité
partielle qui rétablit la force visuelle quand on
examine des corps rapprochés, et ils possèdent
ainsi tous les avantages des lunettes ordinaires,
sans en avoir aucun des inconvéniens.

Ces lunettes, que nous appellerons *lunettes-tron-*

quées, ont déjà été employées par plusieurs personnes, qui ont bien voulu nous en faire les plus grands éloges, et le raisonnement confirme d'ailleurs les avantages que nous leur reconnaissons. Que l'on ne nous accuse pas d'accorder une trop grande importance aux verres et aux lunettes ; sans doute, si l'on s'en rapportait au peu d'attention accordée généralement à ce genre d'instrumens thérapeutiques ; si nous considérions seulement les faibles secours qu'on en a retirés jusqu'ici pour la guérison des maladies du globe de l'œil, on pourrait nous taxer d'exagération. Mais nous venons nous élever contre le préjugé généralement répandu; nous venons avancer que l'influence des verres bien combinés, est susceptible de guérir beaucoup de cas morbides dont la médecine n'a jamais su triompher. Nous croyons d'abord avoir déjà démontré l'exactitude de nos assertions par les succès authentiques que nous avons rapportés, par les lésions graves dont nous avons triomphé à la faveur des lunettes. Qu'il nous soit permis enfin d'invoquer à cet égard l'autorité d'un des plus habiles professeurs de cette École.

« Je soussigné, professeur à la Faculté de médecine de Montpellier, chirurgien en chef de l'hôpital civil et militaire de la même ville, certifie avoir reconnu chez M. Philippe, non-seulement un homme versé dans tout ce qui concerne les instrumens d'optique, mais encore une aptitude toute particulière pour distinguer à l'aspect de l'œil, le genre de *lunettes propres à remédier aux différens vices de la vision, ce qui est d'une haute importance dans le traitement des maladies du globe oculaire.*

» *Montpellier, ce* 16 *juin* 1839.

» Signé SERRE. »

(Certificat légalisé.)

Une des maladies les plus fréquentes de l'organe visuel, la *cataracte*, semble ne pouvoir être améliorée ni guérie, malgré les succès rares du docteur Gondret, par aucun autre moyen que l'opération. Il nous semble au contraire que le mode de distribution des rayons lumineux ayant une grande influence sur sa production et sur son développement, il est possible d'en retarder la formation ou l'extension. Les congestions sanguines de l'œil et toutes les causes capables de les produire, favorisent beaucoup la formation de la cataracte, qu'elles sont même susceptibles d'engendrer promptement. Tout le monde connaît, en effet, l'histoire du dénonciateur de Desault, qui fut pris d'une colère si vive, au moment où il sut que l'illustre chirurgien venait de recouvrer sa liberté, qu'il fut immédiatement cataracté.

Les congestions lentes, bien plus souvent que les commotions instantanées, sont susceptibles de déterminer le même effet. Nous voyons les coups, les inflammations spontanées ou traumatiques, épais-

sir et obscurcir l'appareil cristallinien ; de même
les fatigues diverses de l'œil entraînent une excita-
tion prolongée , une congestion sanguine permanente , et rendent l'individu fortement prédisposé
à la cataracte. C'est là un fait constaté par Saint-
Yves, Pellier, Beer, Sichel et les meilleurs ophthal-
mologistes. Ainsi , l'on rencontre le plus fréquemment la cataracte chez les verriers , les doreurs ,
les laboureurs ; les graveurs , enfin chez les personnes dont la vue est fatiguée par des exercices
minutieux ou par une vive lumière.

Il est donc évident que , pour retarder la formation de la cataracte chez les personnes adon-
nées à ces occupations , il faut diminuer l'inten-
sité des rayons lumineux , ou les diriger convenablement, de manière à détruire toute gêne et toute
fatigue de la vision. Voilà pourquoi des verres
mal appliqués et non appropriés aux occupations
ordinaires des personnes qui s'en servent , et à
la distance des objets soumis habituellement à leur
examen , deviennent des causes prédisposantes de
la cataracte. Si le raisonnement et l'observation
démontrent la justesse de nos remarques touchant
la production de l'opacité du cristallin , ils ne sont
pas moins favorables à ces mêmes principes touchant l'accroissement de la cataracte.

Les mêmes causes qui ont déjà donné lieu à
l'obscurcissement cristallinien sont, en effet, très-
capables d'accroître la maladie; de sorte que la fa-

tigue visuelle et les congestions permanentes aggravent une altération qu'elles ont déjà commencée.
Quand un sujet est atteint de l'opacité partielle du
cristallin, la vue est plus difficile, l'étude et les
occupations oculaires sont plus pénibles, et les
mêmes verres dont le presbyte, le myope se ser-
vaient d'abord, deviennent non-seulement impro-
pres au nouvel état de l'œil, mais encore ils en
aggravent la maladie. Pour retarder donc un mal
commençant, ou même pour le faire rétrograder
quand il est très-léger, il est nécessaire d'adapter
la distribution des rayons lumineux à la sensibilité actuelle de l'appareil optique.

Mais que de nuances dans cette sensibilité! Que
de degrés variés dans l'opacité cristallinienne! Aussi
avons-nous été souvent obligé de modifier à l'infini
le foyer des verres convenables à la cataracte faible
et commençante. Toutefois, nos efforts n'ont pas
été infructueux, et bien des personnes doivent à
ces ressources optiques une amélioration sensible
dans leur vue, et même la cessation des progrès de
la cataracte. On ne saurait nous accuser de nous
être laissé abuser à cet égard, ou de n'avoir pas
su reconnaître les diverses maladies, et surtout la
cataracte légère et commençante ; nous croyons
avoir donné assez de preuves du contraire, et il
nous suffira d'invoquer à ce sujet le témoignage de
l'un des plus savans professeurs de cette Faculté.

« Je soussigné, professeur à la Faculté de médecine de Montpellier, etc., certifie avoir reconnu
en diverses circonstances, chez M. Henry Philippe,
des connaissances approfondies de tout ce qui a
un rapport direct ou éloigné avec la dioptrique,
et une aptitude peu commune dans ses applications
aux *maladies* des organes de la vision.

» En foi de quoi, je délivre le présent, à Montpellier, le 1er octobre 1839.

» *Signé* R. D'AMADOR. »

La manière dont on élève les enfans dans les
hautes classes de la société, dans les chambres obs-
cures, protégés contre la lumière par des rideaux
épais, des volets, etc.; les exercices auxquels on
les soumet sur des objets délicats, fins, tels que le
dessin, la broderie, les cartes géographiques, l'écriture, les caractères très-petits, obligent la pupille à
se dilater beaucoup, afin d'admettre dans le fond
de l'œil le plus grand nombre de rayons qui ont pu
pénétrer au sein de l'appartement. De là, des efforts
continuels pour parvenir au but désiré; de là, la
fatigue visuelle et la tendance à la myopie. Ces
circonstances prolongées sont susceptibles d'en-
traîner une inégalité dans la force visuelle des deux
yeux. « Les enfans dont on exerce les yeux sur des
ouvrages fins, dit le docteur Cunier, et surtout sur
le caractère aujourd'hui le plus en usage pour nos
livres d'éducation, le petit-romain, ne se servent

le plus souvent que d'un seul œil, qui cesse d'être myope; tandis que celui qu'ils laissent en repos, le devient de plus en plus, s'affaiblit, se dévie, et bientôt la contorsion devient permanente. »

Telle est l'origine fréquente du *strabisme*, soit optique, soit mécanique : l'indication découle naturellement de la cause pathologique ; elle consiste à faire exercer les deux yeux de manière à corriger ce défaut de concordance dans les axes visuels. On peut y parvenir de plusieurs manières ; tantôt en faisant fonctionner seulement l'œil malade au moyen de verres plano-convexes, plano-concaves ou *périscopiques*, dont la puissance focale est progressivement diminuée ; tantôt, au contraire, nous sommes parvenu bien plus aisément à corriger le strabisme, en appliquant des lunettes dont chacun des verres, d'inégal foyer et d'inégale courbure, s'adaptait à la lésion de chacun des deux yeux, qu'il forçait ainsi à se diriger suivant l'axe visuel.

Les cas simples où le strabisme affecte un seul œil, cas nullement rares, sont ceux qui reçoivent la plus heureuse influence de ce mode de traitement. Il faut bien savoir, en effet, que les personnes atteintes de cette infirmité oculaire ont les yeux dissemblables, non-seulement quant à la direction des globes oculaires, mais encore quant à leur force optique et au mode de leur sensibilité. Ainsi, il n'est pas rare de rencontrer des *strabiques* dont un œil est atteint de myopie, tandis que l'autre possède une vue naturelle. On remarque une pareille disposition surtout chez les hommes qui se servent habituellement de monocles grossissans. Il faut bien être convaincu de la possibilité de rétablir la régularité de la vision en des cas pareils, et ne pas refuser de pratiquer l'opération de la cataracte, dans la crainte de voir succéder un désaccord prononcé dans la puissance focale des deux yeux. Une pareille erreur professée par M. Roux, qui refuse, pour ce motif, de pratiquer l'opération de la cataracte quand un seul œil est affecté, n'a pas de base solide.

Une semblable contre-indication nous paraît mieux justifiée par les considérations sur lesquelles le professeur Serre s'appuie. Ce célèbre opérateur pense qu'il ne faut point exposer l'œil sain aux chances de l'inflammation qui accompagne souvent l'opération de la cataracte faite sur l'autre œil, et qu'il convient de tenir en réserve celui-ci, afin de ménager une ressource ultérieure. Mais, lorsque l'opération a eu un plein succès, comme nous en avons eu si souvent des exemples en suivant les cliniques des professeurs de Montpellier, il est nécessaire d'appliquer ensuite des lunettes à verres plus ou moins convexes ou périscopiques, dans le but de suppléer à l'absence du cristallin.

Je viens de parcourir une vaste matière en bien peu de temps et d'espace; l'importance des moyens curateurs dont j'ai parlé, comporterait de ma part de beaucoup plus amples développemens. Nous nous proposons de satisfaire bientôt à ce devoir de la science et de l'humanité. Toutefois, si nous sommes parvenu à faire sentir que l'art de l'opticien mérite plus d'attention et de considération qu'on n'est porté généralement à lui accorder; si nous avons pu faire comprendre qu'il existe des moyens simples, ni sanglans, ni médicamenteux, de remédier à une foule de maladies oculaires, nous aurons atteint le principal but que nous nous étions proposé; et nous nous serons montré digne de l'approbation flatteuse dont la Faculté de médecine de Montpellier a bien voulu nous honorer par l'organe de son illustre doyen.

«MONSIEUR ,

» J'ai l'honneur de vous prévenir que la Faculté de Médecine, dans sa séance du 7 mai courant, sur la production des certificats honorables qui étaient joints à votre demande, vous a nommé *opticien de la Faculté de médecine de Montpellier.*

» J'ai l'honneur de vous saluer,

» *Signé* CAIZERGUES. »

Montpellier, le 19 mai 1840.

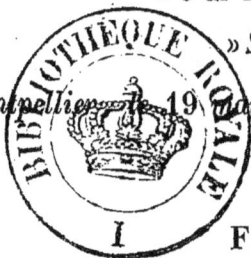

FIN.